1° Etudes critiques d'Etiologie et de Pathogénie utérine

DE LA MÉDICATION INTRA-UTÉRINE

ET PARTICULIÈREMENT DE L'EMPLOI DU GRAPHIDOMÈTRE

2° Présentation d'un nouvel Hystéromètre

Communications faites à la 7° session
du Congrès international de Londres (séances des 6-8 août 1881)

PAR

Le Dr P. MENIÈRE (d'Angers)

PROFESSEUR LIBRE DE GYNÉCOLOGIE

QUATRE FIGURES INTERCALÉES DANS LE TEXTE

PARIS

ASSELIN & Cie, LIBRAIRES DE LA FACULTÉ DE MÉDECINE

Place de l'École-de-Médecine

1881

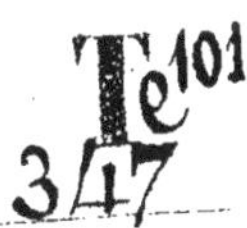

CONGRÈS INTERNATIONAL DE LONDRES

7ᵉ Session — 1881.

1° ETUDES CRITIQUES D'ÉTIOLOGIE ET DE PATHOGÉNIE UTÉRINE. — DE LA MÉDICATION INTRA-UTÉRINE ET PARTICULIÈREMENT DE L'EMPLOI DU GRAPHI- DOMÈTRE DE MÉNIÈRE.

2° PRÉSENTATION D'UN NOUVEL HYSTÉROMÈTRE.

DU MÊME AUTEUR :

— **Note sur une modification de la pâte de Canquoin**, in *Bulletin de Thérapeutique*, 1865.

— **Des Applications de l'iodoforme à la thérapeutique**, in *Répertoire de Thérapeutique* de Bouchardat, 1866.

— **De la Vitesse relative d'absorption par les différentes membranes de l'économie et particulièrement de l'absorption cutanée.** — Thèse inaugurale, Paris 1873 (épuisé).

— **Étude chimique, physiologique et thérapeutique de l'acide salicylique**, in *Moniteur Médical*, 1876-1877.

— **Variété rare de fracture de l'extrémité supérieure de l'humérus**, in *Moniteur Médical*, 1re année, p. 9.

— **Quelques considérations sur la Gastrostomie**, in *Moniteur Médical*, 1re an., p. 299.

— **Varia.** — *Passim* in *Journal d'hygiène, Moniteur Médical*, etc.

MALADIES DES FEMMES

— **Du Traitement topique de l'endométrite à l'aide du Graphidomètre ou pinceau utérin.** Librairie Vᵉ Delahaye et Cᵉ, Paris 1876 (épuisé).

— **Ablation d'une tumeur squirrheuse du sein gauche. Mort subite sept jours après l'opération.** Réflexions. Mémoire présenté à la Société de Médecine pratique le 20 novembre 1879.

— **Dilatateur vulvaire**, présenté à l'Académie de Médecine, 11 mai 1875.

— **Nouvelle canule à irrigations vaginales.** — Société française d'hygiène, 14 mars 1879, in *Journal d'Hygiène*, nᵒ 137, année 1879.

— **Modification au spéculum Cusco** (valve inférieure à coulisse). Société de médecine pratique, 19 février 1880, in *France médicale*, nᵒ 30, 1880.

— **Cervimètre ou mensurateur externe du col.** — Mariaud, fab. 1878.

— **Électrothérapie génitale.** — Excitateur à écartement, permettant de limiter le passage des courants électriques aux ligaments ronds. Excitateur vaginal plat concave pour agir sur les parois. Excitateur intra-cervical tenant seul en place. Gaiffe, fab. 1879.

1° Etudes critiques d'Etiologie et de Pathogénie utérine

DE LA MÉDICATION INTRA-UTÉRINE

ET PARTICULIÈREMENT DE L'EMPLOI DU GRAPHIDOMÈTRE

2° Présentation d'un nouvel Hystéromètre

Communications faites à la 7ᵉ session
du Congrès international de Londres (séances des 6-8 août 1881)

PAR

Le Dʳ P. MENIÈRE (d'Angers)

PROFESSEUR LIBRE DE GYNÉCOLOGIE

QUATRE FIGURES INTERCALÉES DANS LE TEXTE

PARIS

ASSELIN & Cⁱᵉ, LIBRAIRES DE LA FACULTÉ DE MÉDECINE

Place de l'École-de-Médecine

—

1881

1re COMMUNICATION

Etudes critiques d'Etiologie et de Pathogénie utérine.— De la Médication

intra-utérine et particulièrement de l'emploi du Graphidomètre.

PREMIÈRE PARTIE.

Étiologie et pathogénie des maladies de l'utérus.

Messieurs,

En prenant la parole dans cette section du Congrès qu
compte tant d'hommes éminents dans la pratique spéciale de
la gynécologie, je ne puis me défendre d'un certain sentiment
d'émotion au moment d'exposer mon opinion personnelle sur
l'étiologie et la pathogénie des maladies utérines, seules bases
sérieuses d'une thérapeutique rationnelle et partant efficace.

Je sais d'avance que pour la thérapeutique locale je me
trouverai en communion d'idées avec beaucoup d'entre vous ;
il n'en sera peut-être pas de même pour la question nosologique.

D'autre part, la nécessité que m'impose le règlement, de
me contenter d'un exposé sommaire pour un sujet aussi
étendu, rend ma tâche difficile. Cette courte communication
ne sera donc que le résumé succinct d'un volumineux mémoire
actuellement en préparation et qui porte pour titre : « *Études
critiques d'étiologie et de pathogénie utérine et particulièrement de la médication intra-utérine.* »

Je n'aurai certainement pas le talent nécessaire pour vous faire toucher du doigt en quelques minutes, les erreurs théoriques propagées à ce sujet par nos devanciers, ni pour ébranler des convictions, sans doute profondes, en me bornant à présenter des conclusions thérapeutiques basées sur les expériences multiples que j'ai dû tenter pour résoudre le difficile problème de la médication intra-utérine ; j'espère néanmoins, que vous voudrez bien me prêter une oreille attentive, attendant pour me juger le moment où vous aurez pris connaissance des développements que comporte cette importante question, et des pièces justificatives que je ne tarderai pas à mettre sous vos yeux.

Adonné depuis près de dix ans à la pratique exclusive des maladies de l'appareil génital, de la femme, il m'a fallu beaucoup observer et beaucoup tenter. Rejetant tour à tour les théories de Velpeau, de Lisfranc, de Bennet, et celle plus récente encore des partisans de l'état général, une opinion nouvelle, née de l'observation rigoureuse des malades, s'est fait jour dans mon esprit, et je devrai la formuler dans quelques instants.

Tout d'abord, Velpeau avait-il raison quand il faisait jouer aux déviations et aux déplacements, un rôle prépondérant dans la pathologie utérine? Je ne le crois pas, si, en effet, j'écarte les malformations congénitales, beaucoup plus rares qu'on a bien voulu le dire (1), je vois les déviations succéder presque constamment à l'inflammation, à l'engorgement ou à l'hypertrophie, qui de causes deviennent effet, et passent ainsi rapidement à l'état chronique.

Les flexions et versions, à de très rares exceptions près, se produisent, d'après mes observations, à la suite de l'accouchement, durant la période d'involution utérine, c'est-à-dire au moment de la résorption de l'engorgement gravidique. C'est donc en quelques jours, quelques semaines au plus, que l'utérus s'incurve, se fléchit ou s'abaisse, et sa nouvelle

---

(1) Trélat. — Cours professé à la Faculté de Paris, 1879.

position, en modifiant mécaniquement la circulation, frappe l'involution d'arrêt et favorise la congestion, d'où naissent l'inflammation, l'hypertrophie, etc.

Les moyens de suspensions et de fixité (ligaments ronds et larges, vagin) jouent parfois un rôle prépondérant dans ces déplacements, soit qu'ils participent, comme l'utérus, à la lenteur de l'involution, ou bien que la femme ait repris trop tôt ses travaux après l'accouchement.

Ce serait donc en vertu d'un processus essentiellement mécanique que se produiraient les versions, les flexions et les abaissements.

Que la cause pathogénique soit des fluxions mensuelles trop grandes, une phlogose utérine, ou péri-utérine accidentelle, un arrêt d'involution, c'est toujours un utérus ramolli et trop lourd, des ligaments trop faibles, des adhérences inflammatoires qui font pencher, fléchir ou tomber l'organe et lui assignent une position nouvelle qu'une intervention chirurgicale appropriée devra lui faire abandonner avant tout.

La question de l'engorgement est grosse de discussions et de controverses, comme l'a fort bien dit Courty, et les idées par trop exclusives de Lisfranc reposent tout simplement sur des erreurs d'appréciation et surtout de diagnostic.

Il est possible en effet qu'il se produise un engorgement distinct du col ou du corps, mais celui de la paroi antérieure marche toujours de pair avec celui de la paroi postérieure, et réciproquement. Il a confondu d'autre part l'engorgement avec la congestion et l'inflammation.

Cette entité mobide mal définie encore, a une étiologie assez obscure ; sa spontanéité est pour le moins douteuse, et tout me porte à croire qu'elle succède ordinairement à la congestion passive de l'utérus. Elle est rare chez les nullipares et c'est encore après les couches qu'on assiste le plus fréquemment à son développement. Je ne l'ai jamais constaté chez les vierges, et si elle était la résultante des diathèses, on ne manquerait certainement pas de l'observer dans ce cas, surtout chez les scrofuleuses.

Que penser aussi de l'opinion de Bennet ?

Si on classe les malades en deux catégories, si d'un côté on réunit les vierges et les nullipares, et si de l'autre on met les femmes qui ont eu des enfants ou fait des fausses couches, oui, Bennet aura raison *a priori*. Chez les premières, on trouvera presque fatalement une inflammation limitée au col; chez les secondes, une métrite plus ou moins généralisée.

Est-ce à dire que sa théorie soit correcte même à ce point de vue? Non, parce qu'elle tend à faire de la métrite que nous voyons couramment, une métrite post-puerpérale spéciale, alors que dans ma pensée la métrite des vierges et celle des multipares ne diffèrent que par le degré et l'étendue du mal.

Il y a encore exagération incontestable quand il donne à la leucorrhée, à la dysménorrhée, à la ménorrhagie, à l'aménorrhée, aux prolapsus, etc., une cause commune: l'inflammation du col. Je ne saurais admettre en aucune façon cette dernière interprétation, l'endométrite et la leucorrhée par hypercrinie peuvent être idiopathiques; il en est de même de l'aménorrhée. Les ménorrhagies et les changements de situation sont enfin dus à des causes multiples et complexes. Je ne veux pas dire que ces affections ne coïncident pas fréquemment avec la métrite, ce que je tiens à constater c'est qu'en présence d'une leucorrhéïque ou d'une femme mal réglée, il y aura souvent mieux à faire que de s'occuper exclusivement de l'inflammation du col, et que par contre il arrivera bien souvent qu'on se trouvera en présence, non d'une phlegmasie cervicale, mais d'une inflammation de tout l'organe, d'où un traitement diamétralement opposé.

J'aborde enfin la doctrine des partisans de l'état général, et c'est naturellement le travail de Martineau qui servira de base à ma réfutation. Ce que Bazin a fait pour la peau, le savant médecin de Lourcine a tenté récemment de le faire pour l'utérus, et réunissant en un faisceau les documents épars et les travaux relativement peu nombreux de Duparcque, de Gibert, de Gueneau de Mussy, de Durand Fardel, de Fontan et de Tillot, il a élevé un monument qui attire par sa simplicité et ses avantages thérapeutiques, et dont le mérite le moins contestable est celui d'une érudition profonde et d'une grande clarté scientifique. Il faudra donc désormais que la métrite soit syphilitique, scrofuleuse, arthritique, ou herpétique, peut-être même chlorotique.

J'avoue que cette interprétation est grave et qu'elle mérite d'être étudiée, non pas tant au point de vue des doctrines que de la thérapeutique. Si en effet l'endométrite dont je m'occupe plus particulièrement en ce moment est une *affection*, qu'importent les idées de l'école anatomo-pathologique, puisqu'il suffira de lutter contre les diathèses ou les maladies constitutionnelles pour guérir. Si au contraire c'est une *maladie*, la thérapeutique est toute différente et elle ressortit à la chirurgie.

Cette théorie des diathèses, brillamment défendue et savamment discutée, s'adapte parfaitement au milieu spécial dans lequel elle a été élaborée, et il ne me serait pas difficile de montrer comment l'observateur le plus consciencieux peut avoir l'esprit faussé par la catégorie de malades qui réclament ses soins.

L'hôpital de Lourcine, en effet, ne renferme, à peu de malades près, que des syphilitiques ou des vénériennes. Or les prostituées ont des métrites, et comme jeunes elles sont encore sous l'influence de la scrofule ou de la chlorose, triste apanage de la couche sociale d'où elles émanent, il en résulte que les diagnostics : métrite scrofuleuse, métrite syphilitique, métrite chlorotique s'imposent, et l'on n'a, à vrai dire, que l'embarras du choix. Plus avancées en âge, elles ont contracté des rhumatismes ou la gravelle urique par une foule de causes et de circonstances inhérentes à leur métier, et alors on porte le diagnostic : métrite arthritique.

Je ne m'arrête ni à la métrite blennorrhagique ni à la métrite des chlorotiques, ni à celles des tuberculeuses et des cancéreuses, qui constituent des espèces à part, et que l'on aurait tort de vouloir ranger à côté des métrites dites diathésiques, et je me borne à indiquer la métrite herpétique.

Tout d'abord qu'est-ce que l'herpétis? Personne ne peut le dire, et bientôt, sans doute, ce mot disparaîtra du cadre nosologique; la discussion récemment remise sur le tapis à la Société de thérapeutique de Paris l'indique suffisamment. En attendant, on se plaît à ranger dans ce capharnaum tout ce qui n'est ni arthritique ni scrofuleux, ni tuberculeux, ni cancéreux, ni syphilitique.

La lecture consciencieuse des observations de Duparcque, de Gueneau de Mussy et de Martineau, ne sauraient nous convaincre; qu'elles contiennent quelque chose de vrai pour les muqueuses du pharynx, de la vulve et du vagin, je l'accepte à la rigueur; mais l'endométrite herpétique est une conception purement théorique.

Passons de la clinique de Lourcine à mon dispensaire.

Chaque année, j'y donne environ 5,000 consultations, et quand j'aurai dit que j'interroge, examine et panse moi-même toutes les malades sans exception, on aura foi, je l'espère, dans la valeur des renseignements que je puis ainsi obtenir.

Or, d'après mes relevés, 8 syphilitiques seulement s'y sont présentées depuis 6 ans, et sur 370 observations de métrites, j'en trouve 38 *coïncidant* avec les diathèses arthritique, scrofuleuse ou avec la chlorose.

Voilà où mènent les statistiques, on leur fait dire ce que l'on veut, et j'estime que la mienne est aussi peu en rapport avec la réalité que celle de M. Martineau qui accuse 23 syphilitiques, 10 arthritiques, 11 chlorotiques, 11 scrofuleuses sur 71 métrites.

Je ne m'arrête pas à la statistique, je constate simplement la rareté de ces coïncidences et je demande quels sont les signes objectifs de ces affections, à quels caractères je pourrai reconnaître une métrite arthritique d'une métrite syphilitique, une métrite chlorotique d'une métrite scrofuleuse. Les lésions de la métrite dite syphilitique, par exemple (je ne parle pas des ulcérations spécifiques du col), présentent-elles quelque analogie avec les ulcérations et les granulations syphilitiques des muqueuses buccales, pharyngées, nasales, etc.?

Non. Sont-elles justiciables du même traitement local? Non. Guérissent-elles sous l'influence du traitement médical anti-syphilitique seul? Non encore.

Quelles différences d'aspect y a-t-il entre les granulations, les ulcérations, l'écoulement des métrites herpétiques, arthritiques, scrofuleuses? Voilà les questions principales auxquelles il faudrait répondre catégoriquement; la durée de l'affection, son acuité plus ou moins grande, sa récidive plus ou moins facile, son alternance avec d'autres manifestations générales ne prouvent absolument rien, toutes les variétés de durée, d'acuité, de rechute, d'alternance, coïncidant avec toutes les affections diathésiques ou les maladies constitutionnelles. Si, non content de cette interprétation, nous cherchons à nous éclairer par la thérapeutique, nous voyons que les lésions de l'utérus sont constamment justiciables du traitement local, et que jamais le traitement général n'a suffi pour guérir. J'ai tenté de nombreux essais dans ce sens et j'ai pu acquérir la conviction que toutes les fois qu'on se borne à réagir contre une mauvaise constitution ou une diathèse, l'état général se relève, mais les malades continuent à souffrir de l'utérus, les ulcérations et la leucorrhée persistent. Avec le traitement chirurgical, au contraire, on obtient des guérisons rapides, j'ajouterai cependant que les récidives sont fréquentes et que la cure ne s'affermit généralement qu'à l'aide des médicaments internes.

Mais, j'entends me reprocher d'être en contradiction avec moi-même quand je conseille un traitement général concurremment au traitement local. Fais-je donc fausse voie? Je ne le crois pas. Est-ce que le chirurgien ne donne pas de médicaments à un scrofuleux, à un lymphatique, à un rhumatisant qui a une fracture, dans l'intérêt de la formation du cal et de la consolidation osseuse? Sera-t-il accusé pour cela d'avoir mis à côté du diagnostic: fracture, la qualification absurde d'arthrique, d'herpétique ou de scrofuleuse?

Il en est de même pour les maladies utérines, et ce reproche, que je trouve formulé dans la thèse inaugurale de Tillot, porte à faux. L'hydrothérapie, le fer, les toniques, les antidiathésiques sont des adjuvants utiles en thérapeutique utérine, mais ils n'infirment nullement mes vues théoriques ; pour qu'il en soit ainsi il faudrait montrer l'inanité du traitement chirurgical, et, actuellement, après mes dix années d'expérience, je préférerais renoncer à la gynécologie plutôt que d'en être privé désormais.

Je ne prétends pas faire que les maladies utérines soient exclusivement du ressort de la chirurgie, mais je ne veux pas, comme Aran l'a dit dans la préface de ses leçons, cliniques, « qu'elles soient du domaine de la médecine et que « les médecins évitent de se dessaisir de ce fleuron qui tend « à se détacher de leur couronne..... » *Aran*, p. VII.

Le rôle de l'hérédité dans les maladies de l'utérus est encore fort obscur et j'avoue que je ne suis pas encore en mesure de trancher la question. J'ai recueilli nombre d'observations dans lesquelles mère, fille et même petite-fille se trouvent atteintes de lésions semblables ; mais à côté de cela j'ai trouvé tant de cas inverses que je ne sais vraiment de quel côté se trouve la vérité, et il me paraîtrait prématuré d'ériger en doctrine un fait clinique qui dans la masse de mes souvenirs constitue plutôt une rareté qu'une règle. Je fais mes réserves cependant pour les diathèses cancéreuses et tuberculeuses et peut-être aussi pour la scrofule. Je m'empresse néanmoins d'ajouter que la doctrine de l'hérédité, étayée d'observations relatives à ces trois derniers cas, pourrait être facilement battue en brèche, car ce qu'il faudrait prouver, c'est qu'une femme atteinte de métrite congestive, hypertrophique ou ulcéreuse, d'ovarite ou d'adenolymphite chroniques donnera le jour à des filles qui auront à subir les mêmes affections. Or c'est là ce que je conteste et ce dont je douterai jusqu'à nouvel ordre.

Pour moi donc, car si je renverse il faut reconstruire, les lésions utérines constituent des maladies locales siégeant sur un organe congénitalement défectueux et devenu malade par incapacité, irrégularité, troubles fonctionnels ou traumatismes obstétricaux.

La femme vient au monde avec un appareil génital frappé ou non de débilité organique, en un mot bon ou mauvais.

Bon, elle aura toutes chances pour être préservée des maladies dont l'utérus peut être le siège en dépit de toute affection diathésique (à part, bien entendu, la tuberculose et le cancer), et si un accident survient, ce sera après un accouchement ou un avortement.

Faible, débile, elle sera leucorrhéique dès son plus jeune âge ; à l'époque de la puberté, l'utérus sera le siège de granulations, d'ulcérations, d'endométrite catarrhale, comme je le constate journellement à l'aide des endoscopes et des spéculums spéciaux que j'ai fait construire, et cela, quelle que soit sa constitution, qu'il s'agisse d'une vierge pâle, molle, lymphatique, névropathique comme celle qui naît et grandit dans les faubourgs malsains et misérables de nos grandes cités, ou au contraire d'une forte fille, bien membrée, colorée, saine et vigoureuse, comme nous la rencontrons dans les campagnes.

Femme, puis mère, elle sera fatalement vouée à des métrites ou endométrites, à des déplacements, etc., plus ou moins graves, suivant que par ses imprudences elle retardera davantage ou s'opposera à l'involution utérine.

Il faut admettre pour l'utérus ce que l'on admet pour tous les organes. Beaucoup d'entre nous voient le jour avec un appareil digestif, un foie, un cœur, des poumons qui fonctionneront bien pendant 10, 20 ans et plus, mais tout à coup et sous la moindre influence, ces organes seront le point de départ de troubles fonctionnels et de lésions plus ou moins graves.

A plus forte raison pour la matrice qui, quoi qu'on dise, est un organe malade douze fois par an et qui, à dater du jour de la défloration, est l'objet de tous les traumatismes possibles.

Mais ce sont surtout les femmes levées immédiatement après une fausse couche, huit jours et même moins après l'accouchement, qui payent le plus large tribut à la morbidité utérine, et si on y regardait de bien près, si surtout on pouvait établir une statistique suffisamment étendue, on trouverait là, 99 fois sur 100, la cause immédiate de toutes les inflammations, déviations et déplacements de la matrice.

Les maladies utérines sont donc des maladies chirurgicales, non seulement parce qu'elles reconnaissent le plus souvent pour cause un traumatisme, mais encore parce qu'elles sont apparentes, abordables au moyen de traitements externes, et surtout parce qu'elles sont justiciables des procédés thérapeutiques, locaux, mécaniques, chirurgicaux, et que la médication interne, si parfois elle est efficace, n'agit sur elles qu'à distance et par l'intermédiaire de l'état général.

DEUXIÈME PARTIE

Étude critique de la médication intra-utérine et particulièrement des badigeonnages à l'aide du Graphidomètre.

Les données générales précédentes s'appliquent naturellement à l'endométrite, qu'elle soit granuleuse, ulcéreuse fongueuse ou simplement catarrhale. Mais quand il s'agit d'instituer le traitement, le praticien est fort embarrassé.

Il importe en effet de faire un choix judicieux non seulement du médicament, mais de la forme médicamenteuse et du mode d'introduction. Je puis dire que j'ai tout tenté à ce sujet, et c'est aux résultats de mon expérience personnelle que je consacre en me résumant les lignes qui suivent :

Les composés chimiques les plus divers: acides, bases, sels, médicaments composés ont été portés jusque dans la cavité utérine. Les procédés ne sont pas moins nombreux.

1° *A l'état solide :* crayons, bougies, suppositoires, cotons;

2° *A l'état pulvérulent;*

3° *Associés à divers véhicules qui leur donnent une consistance molle :* pommades, glycérolés, vaseléolés, savons;

4° *A l'état liquide :* en injections, badigeonnages, pulvérisations et en capsules;

5° *A l'état gazeux.*

Étudions les résultats pratiques de chaque substance, de chaque forme médicamenteuse, de chaque procédé d'application.

1° Topiques solides — *a. Crayons.* — Au premier rang
des topiques solides, il convient de placer le nitrate d'argent,
substance dont on a abusé et dont les heureux résultats sont
très contestables. Si l'on se borne à toucher la cavité cervicale,
on atteint le sommet des branches de l'arbre-vie et on ne
pénètre ni dans les interstices ni dans les anfractuosités où
siègent les follicules malades. Arrive-t-on à pénétrer dans
dans la cavité corporéale, on s'aperçoit qu'il est impossible
d'aller toucher tous les points de la muqueuse.

On a cherché à tourner la difficulté en faisant construire
des porte-caustiques auxquels sont attachés les noms de
Richet, Nouat, Costilhes, Martineau, Barne, Siredey. Malheureusement le diamètre de ces instruments est toujours
trop grand et leur rigidité s'oppose à une cautérisation étendue.
— Les procédés de Barnes, de Lente ou de Leblond, simple
tige métallique plus ou moins flexible et dont l'extrémité a
été trempée à diverses reprises dans le nitrate d'argent fondu,
sont en somme les meilleurs et surtout les moins dangereux. —
Quant à l'efficacité du médicament en lui-même, elle n'est
nullement démontrée. Le nitrate d'argent ne détruit rien ; en
se combinant avec les tissus, il forme une eschare pro-
tectrice, d'une minceur extrême, et quand elle vient à
tomber au bout de trois à quatre jours, on trouve les sur-
faces aussi malades qu'auparavant.

L'abandon du crayon de nitrate d'argent dans la cavité
utérine, conseillé par Courty dans les métrorrhagies et dans
les leucorrhées rebelles, a donné entre mes mains des accidents plus ou moins graves qui m'en font aujourd'hui rejeter
l'emploi. Les crayons d'alun, de chlorate de potasse, de chlo-
ral, de sulfate de cuivre, de fer, de zinc et de tannin, ne
sont tolérés qu'au prix de douleurs plus ou moins vives et
quelquefois dangereux. Seuls les crayons d'iodoforme, composés suivant la formule de Godin (*v. Ann. gyn., t.* V et VI,
p. 396 et 235), sont à peu près supportés, mais leur action
thérapeutique est faible, et l'odeur désagréable qu'ils répan-
dent oblige à y renoncer dans la pratique de la ville. L'introduction de ces cylindres se fait à l'aide des porte-crayons de

Braun de (Vienne), de Barne ou de Leblond, tubes creux courbés à leur extrémité utérine comme la sonde, mais dont le diamètre est à mon avis trop grand (5 à 8 $^{m/m}$).

La médication intra-utérine par les crayons est donc, en général, inefficace, intolérable et inapplicable à la plupart des utérus ; elle est même quelquefois dangereuse : je la condamne après l'avoir longuement expérimentée.

b. — Les bougies médicinales ne diffèrent des crayons que par le véhicule (glycérine et gélatine) qui les rend flexibles et favorise, dit-on, leur désagrégation ; c'est là une erreur. J'ai extrait des bougies qui avaient séjourné vingt-quatre heures dans la cavité utérine sans s'être dissoutes.

c. — Les suppositoires à base de beurre de cacao ne peuvent dépasser l'orifice interne et doivent être réservés pour la médication calmante ; c'est d'ailleurs un procédé extrêmement défectueux, en ce sens qu'en quelques minutes le suppositoire fondu tombe de la cavité cervicale dans le vagin.

d. — Viennent enfin les cotons médicamenteux. Mon attention s'est principalement fixée sur les cotons iodés et au perchlorure de fer. Dans l'endométrite ulcéreuse ou granuleuse accompagnée de métrite hypertrophique cervicale, le coton iodé rend des services bien supérieurs à la teinture d'iode, si toutefois il peut être toléré ; j'ai vu en effet des tampons cervicaux, faits avec cette substance, déterminer des tranchées utérines atrocement douloureuses et en nécessiter l'extraction rapide.

2° POUDRES. — J'ai essayé l'insufflation intra-utérine des poudres d'alun, de sulfate de fer, de tannin, d'iodoforme, de sangdragon, de talc iodé ou phéniqué, et suis arrivé à cette conclusion générale que les poudres doivent être rejetées de la médication intra-utérine. Elles sont englobées par le mucus utérin et ne parviennent jamais jusqu'à la muqueuse. La matrice a infiniment de peine à se débarrasser du magma qu'elles forment avec lui, et on trouve dans le vagin, quelques heures après leur application, des globes pulvérulents constitués par une enveloppe glaireuse dont le centre est absolument sec. Les poudres de nitrate d'argent et de persulfate de fer atteignent peut-être la muqueuse, mais le coagulum qu'elles produisent autour d'elles occasionne de violentes tranchées utérines qui ne cessent qu'après leur expulsion.

J'ajouterai, pour terminer, que les insufflateurs ou même les sondes ordinaires facilitent l'introduction de l'air, et ce n'est pas sans inconvénient que sa pénétration a lieu dans la matrice.

3° TOPIQUES MOUS. — Cette classe comprend les pommades, les glycérolés, les vaseléolés et les savons.

a. Les pommades introduites à l'aide des porte-pommades de Barnes, de Leblond ou de Camuset, instruments imparfaits et auxquels j'ai substitué un porte-pommade injecteur construit sur mes indications par M. Collin, ont une action très problématique, et après maints essais je doute de leur efficacité. La muqueuse utérine absorbe peu ou mal, et c'est très probablement le mucus qui la tapisse qui s'oppose en grande partie à l'action topique des médicaments qui ont l'axonge pour base. De plus l'organe s'en débarrasse presque instantanément; dans le cas contraire, il se révolte, l'orifice interne se ferme et la malade a des douleurs intolérables que je ne puis mieux comparer qu'à celles auxquelles j'ai pu assister à la suite des injections intra-utérines.

Il faut en tout cas ne jamais injecter plus d'un centimètre cube de pommade — même précaution pour les glycérolés.

b. — Les glycérolés me paraissent bien préférables, et j'attribue leur puissance d'action au mélange possible de la glycérine avec les mucus. J'emploie avec quelque succès les glycérolés d'amidon épais à l'iodure de potassium ou de sodium et les glycérolés narcotiques à l'extrait de belladone, de ciguë, de jusquiame et même de digitale.

Glycérolé d'amidon 100 gr.		Tumeurs fibreuses, néoplasmes divers, métrite hypertrophique, cellulite, adénolymphite, etc.
Iodure de potassium 5 gr.		
Extr. de belladone 1 gr.		
M. S. A.		

3

Glycérolé d'amidon 100 gr. ⎫ Hystéralgie, ovarialgie, né-
Brom. de potassium   5 gr. ⎬ vralgies iléo-lombaires re-
Extr. de valériane   5 gr. ⎭ flexes, etc.
      M. S. A.

c. — Je rejette formellement l'emploi des vaseléolés ; la vaseline s'opposant plus encore que l'axonge à l'absorption et n'étant nullement miscible aux mucus utérins.

d. — Quant aux savons que l'on a voulu récemment introduire dans la thérapeutique intra-utérine, je ne saurais en aucune façon accepter leur heureuse influence ; l'instrument de Tripier, qui a été construit pour les injecter, ne franchit qu'exceptionnellement l'orifice interne, et au point de vue de l'absorption, le savon ne vaut pas mieux que la vaseline ou l'axonge.

4° LIQUIDES. — Les caustiques liquides sont nombreux, vingt-deux ont été essayés, à ma connaissance, et il n'y en a réellement que trois ou quatre qui rendent des services, ce sont : l'acide nitrique, l'acide chromique, le nitrate acide de mercure et le perchlorure de fer. La teinture d'iode, la solution de nitrate d'argent, l'acide acétique, l'acide phénique, et bien d'autres que je ne puis nommer, ne méritent pas la faveur dont ils jouissent auprès de beaucoup de praticiens.

C'est à l'acide nitrique pur ou étendu de une ou deux fois son poids d'eau et au nitrate de mercure pur ou additionné de un à deux volumes d'acide nitrique et non d'eau comme cela a été conseillé à tort que je dois mes plus beaux succès dans l'endométrite catarrhale, ulcéreuse, granuleuse ou fongueuse, et il est regrettable que ces caustiques soient aussi délaissés en France, alors que partout ailleurs on les emploie largement. Reste à savoir comment on doit les appliquer. Faut-il les injecter, ou au contraire, recourir au badigeonnage ? ou bien encore aux pulvérisations ?

a. Injections. — Au début de ma carrière médicale, le badigeonnage intra-utérin (je parle du badigeonnage de la cavité corporéale), était chose à peu près inconnue en France ; par contre, on vantait beaucoup et on vante encore les injections; j'y ai donc eu recours un très grand nombre de fois, rarement avec succès, je puis le dire, et le plus souvent avec aggravation des accidents préexistants. Je ne veux pas discuter à fond cette question et il m'importe peu de savoir si le liquide passe ou ne passe pas par les trompes, si les métropéritonites qu'il peut déterminer sont le résultat d'un traumatisme instrumental ou d'une phlegmasie propagée par voie de tissu. Ce que j'ai constaté, 9 fois sur 10, c'est qu'à leur suite les malades souffrent considérablement, que dans un très petit nombre de cas il y a amélioration des lésions mais que dans le plus grand nombre on provoque ainsi des métrites, des métropéritonites, des ovarites, des adeno-lymphites plus ou moins graves, et je conclus que nous n'avons pas le droit d'employer un moyen qui, bénin en apparence, a pu occasionner souvent la mort. Le râclage est moins dangereux que l'injection utérine, j'y ai toujours eu recours avec succès, je n'ai jamais eu d'accidents. Or, comme l'emploi des injections n'est rationnel que dans l'endométrite fongueuse ou dans l'endométrite hémorrhagique simple, mieux vaut leur préférer l'abrasion par la curette mousse de Récamier. Je ne conseillerai jamais de risquer une injection pour une leucorrhée même muco-purulente.

b. Badigeonnages. — Dans l'endométrite catarrhale, ulcéreuse ou granuleuse, c'est aux badigeonnages à l'aide des caustiques indiqués plus haut qu'il faut donner la préférence, et, préoccupé de cette question, dont l'intérêt pratique n'échappe à aucun gynécologiste, j'avais fait construire, un pinceau intra-utérin auquel j'ai donné le nom de *graphido-mètre* (de γραφις, ιδος, *pinceau*, et μετρα, *matrice*), et qui fut présenté le 11 octobre 1876 à la Société de thérapeutique. (V. fig. 1, page 22.)

Bien avant moi, Bennet et Nonat avaient eu la même pensée, et Woodbury (de Washington) à peu près à la même époque, faisait connaître un applicateur destiné aux badigeonnages à l'acide nitrique.

Barnes, enfin, laissait tomber quelques gouttes de liquide

dans la cavité utérine en comprimant un bourdonnet d'a-
miante porté au fond de sa sonde à pommades.

Dans les hôpitaux, à Paris, je vois encore, malgré ce que
j'ai dit et écrit (1), que les procédés précédents ne sont
même pas usités et que l'on se borne à badigeonner la cavité
cervicale à l'aide du simple pinceau des aquarellistes.

Je ne craindrai donc pas de me répéter.

Quand le meat utérin est étroit, c'est-à-dire qu'il n'a pas
plus de 4 à 5 millimètres, il y a grandes chances pour qu'en
introduisant le pinceau les poils se rebroussent, il s'en suit
qu'après pénétration ils sont presque totalement débarrassés
du liquide qui les imprégnait, s'étant exprimés entre le
manche et le bord de l'orifice externe.

Si, au contraire, le meat est large, le pinceau arrive bien
chargé de la plus grande partie du liquide; mais ce que je
conteste, c'est qu'avec un pinceau à poils parallèles à l'axe
du manche on puisse pénétrer dans les anfractuosités de
l'arbre de vie, dont chacun connaît la disposition spéciale.
Et c'est précisément le fond de ces lacunes et non le bord
libre des rameaux sur lesquels il importe le plus de faire
porter la cautérisation. L'effet produit sera donc nul ou à
peu près et le traitement n'aura pas de fin.

Quant à toucher l'orifice interne, à le franchir et aller
badigeonner la cavité corporéale, il est bien évident qu'il n'y
a pas plus à y compter, et cette petite opération ne sera pra-
ticable qu'à la condition de dilater préalablement avec la
laminaire ou le tupelo.

Nonat avait au moins eu l'idée de porter son pinceau à
travers un tube en platine. Malheureusement ce tube est
rectiligne, premier inconvénient; il a un diamètre tel que la
dilatation du canal est nécessaire, deuxième inconvénient,
et Nonat a reconnu lui-même que dans bien des cas (déviations, flexions), l'introduction en est impossible et que souvent

---

(1) *Du traitement topique de l'endométrite à l'aide du Graphidomètre
ou pinceau utérin*, par le docteur P. Menière (d'Angers). — Paris,
Ad. Delahaye, 1876. Leçons faites à l'Ecole pratique de la Faculté de
Médecine de Paris, 1877-1878.

il donne des hémorrhagies dues à la déchirure de la muqueuse.

Bennet en voulant simplifier le mode opératoire l'a rendu plus défectueux encore. Il se sert en effet d'un tube en argent que tous les caustiques sans exception attaquent et détruisent rapidement.

Ce tube doit pénétrer sans mandrin, et dans de telles conditions, l'instrument agit comme un emporte-pièce ; il ne peut progresser qu'en déployant une certaine force, produisant un traumatisme plus ou moins violent et inévitablement la dilacération de la muqueuse intra-utérine dont on connaît la mollesse à partir de l'orifice interne.

Woodbury (de Washington), a conseillé un tube en verre légèrement courbé et formant un S à branches très ouvertes. Ce tube a un diamètre trop élevé (7 à 8 millimètres), inconvénient qui vient s'ajouter à celui dont je viens de parler. On ne doit jamais introduire dans l'utérus que des instruments absolument mousses.

Quoi qu'il en soit, ce dernier a obtenu d'excellents résultats de son applicateur à l'aide de l'acide nitrique, avantages qui doivent être attribués surtout à la fluidité de ce caustique et à la facilité avec laquelle il s'étale à la surface des muqueuses. Sa vaporisation presque immédiate aide encore à la généralisation de la cautérisation.

Bien que je ne recule pas devant la dilatation du canal cervical à l'aide de la laminaire ou mieux du tupelo, et que je la pratique journellement, je crois qu'il est préférable pour un simple badigeonnage de se dispenser d'y avoir recours, car il exige de la part des malades un repos de douze à vingt-quatre heures, et les cautérisations deviennent pour elles de véritables opérations auxquelles la plupart ne peuvent ou ne veulent se soumettre.

En créant mon Graphidomètre, j'avais donc eu pour but:

1° D'éviter la dilatation ;

2° De protéger les parties du canal sur lesquelles il y avait intérêt à ne pas porter de caustiques;

3° De protéger ce pinceau contre l'expression ;

4° Et enfin rendre la cautérisation efficace en donnant aux

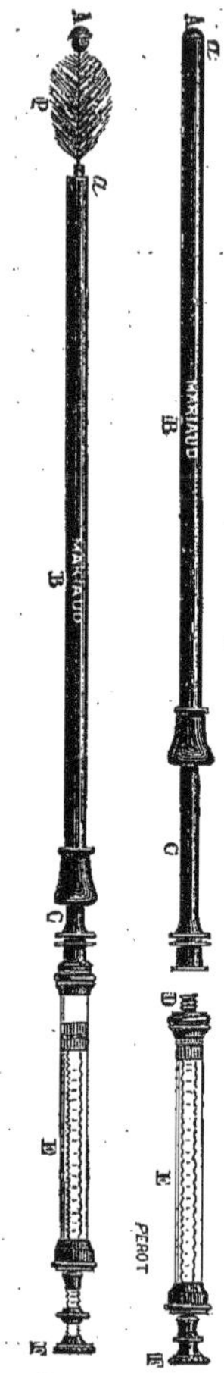

Fig 1. — Modèle primitif présenté le 11 octobre 1876, à la Société de Thérapeutique. L'instrument est en caoutchouc durci, rectiligne et de 0,006 de diamètre. La gaîne externe B mobile rapprochée ou éloignée de l'ajutage de la seringue découvre et recouvre à volonté le pinceau P à poils transversaux.

poils du pinceau une direction opposée à celle qu'on leur donne habituellement.

Le premier modèle *(Voir fig. 1)*, malgré de nombreux tâtonnements, était loin d'être parfait, et j'ai certainement regretté de lui avoir donné une publicité prématurée.

La plupart des médecins qui l'ont vu à cette époque, n'ont pas craint de dire *a priori* qu'il était impossible de l'introduire sans danger dans l'utérus, et ils se sont naturellement gardés de l'essayer.

D'autres l'ont jugé sans se donner la peine de l'examiner, et à la Société de Thérapeutique, si j'ai bonne mémoire, un médecin des hôpitaux, auquel je dois adresser ce petit reproche, n'en voyant que la seringue, l'a considéré comme un appareil à injection intra-utérine ne différant en rien des sondes déjà connues. Je ne comprends pas cette méprise, surtout après l'affirmation précise donnée par moi des dangers des injections et de la décision prise à cette époque après quelques accidents qui m'étaient arrivés, d'y renoncer à tout jamais.

Nos confrères de l'étranger, heureusement moins pusillanimes, ont eu au contraire foi dans mes paroles, et j'étonnerai certainement mes compatriotes en leur disant que la plupart des gynécologistes anglais et américains connaissent et se servent de mon Graphidomètre, et que c'est aux conseils et à l'expérience de quelques-uns d'entre eux que sont dues les modifications instrumentales dont je vous entretiendrai tout à l'heure.

Je ne crains pas d'ajouter qu'à l'hôpital Saint-Thomas, de Londres, un accident arrivé dans le service de M. le Professeur

Barnes m'a fait complètement modifier le manuel opératoire, et on n'oubliera pas que, même avec l'instrument actuel, il faut découvrir le pinceau en ramenant sa gaîne en arrière et non en le poussant en avant. C'est ainsi qu'un pinceau a pu se plier et se pelotonner sur lui-même, et qu'il a fallu alors l'extraire au milieu de grandes difficultés.

Je répondrai enfin à M. le docteur Leblond, qu'à l'époque où a paru son excellent traité (1), l'instrument était à peu près ce qu'il est actuellement. J'avais parfaitement reconnu le *désavantage de sa disposition rectiligne*, et je regrette qu'il n'ait pas eu connaissance de ce détail important.

Tout en reconnaissant, ce qui me paraît exagéré, que *cet appareil est très ingénieux*, notre savant confrère ajoute encore qu'il a l'inconvénient d'être d'un prix élevé et de ne présenter aucun avantage sur l'applicateur de Woodbury. La question du prix me paraît absolument secondaire dans l'espèce, et je crois d'ailleurs que les fabricants sont arrivés à l'abaisser notablement ; d'ailleurs c'est un instrument inusable, et je recommande à ce propos de refuser ceux qui sont en argent ou tout autre métal attaquable par les acides purs ; enfin, les résultats qu'il donne et qu'aucun autre procédé, je l'affirme, ne peut donner, contrebalancent singulièrement ce reproche spécieux.

Quant aux avantages sur l'applicateur, ils sautent aux yeux, et je renvoie à ce que j'ai dit plus haut au sujet du tube de Woodbury. Ces deux instruments ne peuvent être comparés, et la défectuosité de ce dernier ne saurait être mise en doute ; que l'on s'en serve une fois, et mon jugement ne paraîtra pas ni trop sévère, ni trop partial ; tout au plus peut-il servir à badigeonner la cavité cervicale.

Le Graphidomètre actuel me paraît donc atteindre toute la perfection désirable, et comme il n'a été l'objet d'aucune présentation spéciale, je dois, en vous le montrant aujourd'hui, en faire une nouvelle description.

---

(1) *Traité élémentaire de Chirurgie gynécologique*, par le docteur A. Leblond. — Paris, H. Lauwereyns, 1878.

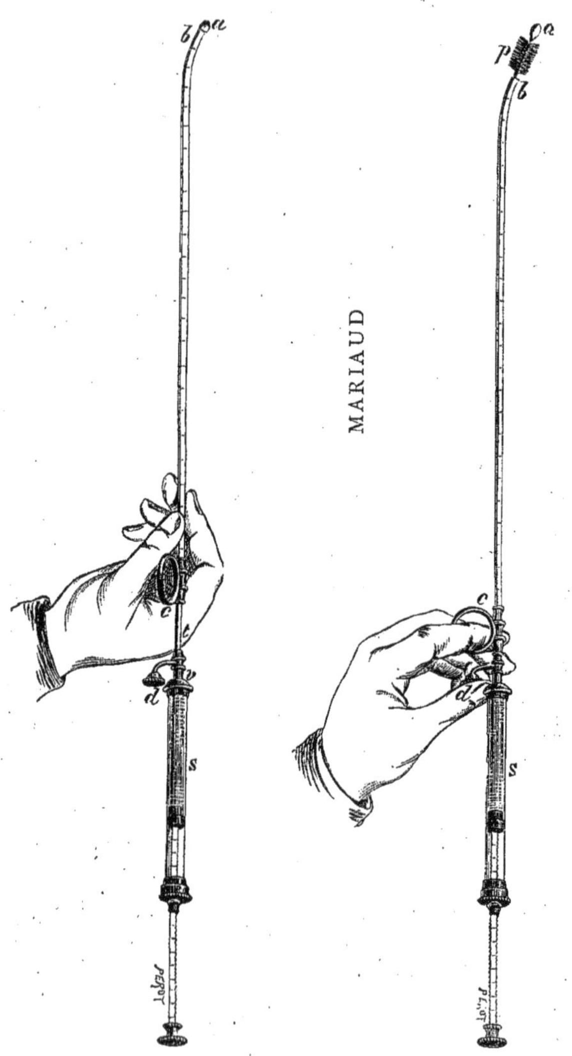

Fig. 2. Graphidomètre *(Nouveau modèle* en platine) fermé et tenu tel qu'il doit être introduit.

Fig 3. Pinceau mis à découvert dans la cavité utérine même.

Cet instrument se compose :

1° D'une gaîne en platine *cb* de 3 millimètres de diamètre présentant la courbure de l'hystéromètre ;

2° D'un tube concentrique de même métal *ta*, vissé à son extrémité inférieure *v* à la seringue en verre et caoutchouc durci *s* et portant à son extrémité supérieure un pinceau à poils perpendiculaires à l'axe de l'instrument ;

3° D'un anneau *c* faisant corps avec la gaîne *cb*, et d'une pédale *d* fixée sur le tube porte-pinceau.

Ceci posé, quand on veut se servir de l'instrument on charge la seringue du liquide caustique, on rentre le pinceau dans sa gaîne et on pousse le piston jusqu'à ce que l'on voie sourdre une goutte de liquide à son extrémité utérine. On l'essuie, on l'enduit de glycérine et tenant l'instrument de la main droite comme une plume à écrire, on l'introduit jusqu'au fond de l'utérus *(Voir fig. 2)*. Le pouce de la main gauche est alors porté sur la pédale *d* qui fait corps avec la tige interne, et l'index introduit dans l'anneau *c* ajusté sur la sonde. En rapprochant ces deux doigts le pinceau se trouve mis à nu dans la cavité utérine et il ne reste plus qu'à le promener en tous sens *(Voir fig. 3)*. Veut-on toucher l'orifice interne, on fait rentrer le pinceau dans sa gaîne à l'aide d'un mouvement inverse à celui que je viens de décrire, on l'imprègne de nouveau, puis attirant à soi on dégaîne quand la sonde n'est plus enfoncée qu'à trois centimètres et demi. En lui *imprimant un mouvement de rotation* sur son axe, on cautérise la partie voulue, et en refermant l'instrument on l'extrait sans avoir touché la cavité cervicale.

S'il ne s'agit que de cautériser cette dernière partie du canal utérin, la manœuvre est on ne peut plus simple ; je n'ai pas besoin de la décrire.

Enfin, des mucosités utérines chargées des caustiques dont j'ai recommandé plus haut l'emploi, pouvant être entraînées vers le vagin après l'opération, il est utile, pour éviter des eschares parfois difficiles à guérir, de tamponner immédiatement le col avec un bourdonnet d'ouate ou de charpie imprégné d'une solution de bicarbonate de soude concentrée.

J'arrive donc par ce procédé à n'appliquer les caustiques que sur les points déterminés d'avance ; je ne fais que badigeonner, il ne reste jamais de liquide dans la matrice, le liquide est porté avec facilité dans les anfractuosités les plus irrégulières et les plus profondes, grâce à la direction des poils du pinceau, enfin, l'introduction de l'instrument est possible dans toutes les matrices sans qu'il soit nécessaire de recourir à la dilatation préalable de l'orifice interne.

Les avantages que j'étais en droit d'attendre de ce mode opératoire se sont affirmés par une expérience de tous les jours depuis plusieurs années ; les endométrites les plus rebelles cessent au bout de deux, trois, quatre badigeonnages, et on n'a jamais à redouter aucune de ces grandes douleurs ni ces graves accidents qui sont presque toujours la conséquence des injections. Plein de confiance dans ma méthode, je la recommande à tous les chirurgiens qui se livrent plus spécialement à la gynécologie, assurés d'avance qu'ils n'auront qu'à s'en louer.

Il faut cependant acquérir la notion exacte du maniement de l'instrument. Que celui qui ne sait pas se servir de la sonde utérine renonce à l'emploi de mon Graphidomètre, et s'il est vrai qu'entre des mains habiles il ne peut être la cause d'aucun accident, il pourrait dans le cas contraire, exposer à des dangers semblables à ceux qui ont été signalés à l'occasion de cathétérismes plus maladroits qu'intempestifs. Je dis *maladroits*, car je n'ai jamais eu un seul accident avec l'hystéromètre, bien que je m'en serve constamment, dans des cas même où son emploi est considéré à tort comme contre-indiqué.

c. Pulvérisations. — Il me reste peu de choses à ajouter pour compléter cette étude sommaire.

La pulvérisation intra-utérine des liquides a été conseillée pour obvier aux inconvénients des injections. Pajot se sert dans ce but d'une seringue à trous capillaires.

Or, voici ce qui se passe. Quand le piston de la seringue

n'est pas poussé rapidement, on ne fait qu'une injection. Dans le cas contraire il se pulvériserait, mais seulement s'il était à l'air libre. Il ne faut pas oublier que la cavité utérine est en effet virtuelle, une mince couche de liquide sépare les deux parois, la pulvérisation du liquide n'est donc pas possible dans ces conditions; il y a plus, je la considère comme dangereuse. Les particules du liquide ainsi projeté sont animées d'un mouvement tellement rapide, qu'elles doivent entamer le point sur lequel elles arrivent et agir comme l'aquapuncture. En tous cas, la surprise qu'elles exercent sur l'organe est fâcheuse en ce sens qu'elles peuvent être le point de départ, non seulement de douleurs vives, mais d'une réaction inflammatoire regrettable.

Quant aux capsules préconisées par le docteur Sale d'Aberdeen, j'en ait fait faire quelques-unes et je n'ai pas eu à m'en louer, elles provoquent des coliques utérines comme les crayons, et sitôt fondues, le liquide qu'elles contiennent est expulsé sans qu'il soit permis de supposer qu'il a porté son action sur tous les points de la muqueuse.

5° TOPIQUES GAZEUX. — L'application de topiques gazeux, *chloroforme*, *acide carbonique*, est peu pratique et difficile à régler. Le chloroforme doit être rejeté à cause de sa causticité et l'acide carbonique réservé aux névropathies utérines rebelles. Il sera injecté très doucement pur ou mélangé d'air. Ce défaut de précaution pourrait occasionner des douleurs vives, parfois suivies de syncopes. En somme, dans les névropathies de l'appareil utéro-ovarien l'injection des glycérolés sédatifs et calmants dont j'ai donné quelques formules plus haut est bien moins dangereuse et beaucoup plus efficace, et il faudra lui donner la préférence jusqu'à ce que des manuels opératoires nouveaux et une expérience suivie soient venus justifier les effets sédatifs tant vantés par Herpin (de Metz), de l'acide carbonique.

2me COMMUNICATION

Présentation d'un nouvel Hystéromètre.

Messieurs,

L'introduction de tiges rigides dans la cavité utérine, soit comme moyen de traitement, soit comme moyen de diagnostic, date de loin, mais c'est aux travaux récents de Samuel Lair (1828); de Simpson, d'Edimbourg; de Huguier, de Paris; et de Kiwisch, de Prague, que la chirurgie gynécologique est redevable des bienfaits d'un procédé que quelques esprits timorés ou arriérés ont le grand tort de chercher encore de nos jours à exclure de la pratique ou à déprécier.

L'hystéromètre est un instrument de diagnostic, aussi utile pour celui qui s'occupe des maladies chirurgicales des femmes, que l'ophthalmoscope pour l'oculiste. C'est en vain que l'on voudrait y suppléer par les touchers vaginal et rectal, et par la palpation hypogastrique. Ces divers modes d'exploration complètent l'hystérométrie, mais ne la remplacent pas. — En réalité, le cathéterisme utérin est dangereux dans trois cas :

1° Quand l'appareil utérin est le siège d'une inflammation même subaiguë;

2° Quand la femme est enceinte ;

3° Quand il est pratiqué par une main maladroite ou inexpérimentée.

Convaincu par une pratique considérable que c'est à cette dernière cause surtout que sont dus la plupart des accidents signalés, j'ai cherché, dans l'intérêt des médecins pusillanimes ou peu exercés, à établir une sonde qui ne présente aucun inconvénient.

Cet instrument que j'ai l'honneur de vous soumettre, et qui a été construit d'après mes dessins et mes indications spéciales, par M. Collin, fabricant d'instruments de chirurgie, à Paris, a fait ses preuves entre mes mains depuis deux ans, et j'ai fini par le trouver si supérieur à tous ceux dont je me suis successivement servi, qu'aujourd'hui je n'hésite pas à lui donner la préférence toutes les fois, bien entendu, qu'il s'agit du diagnostic.

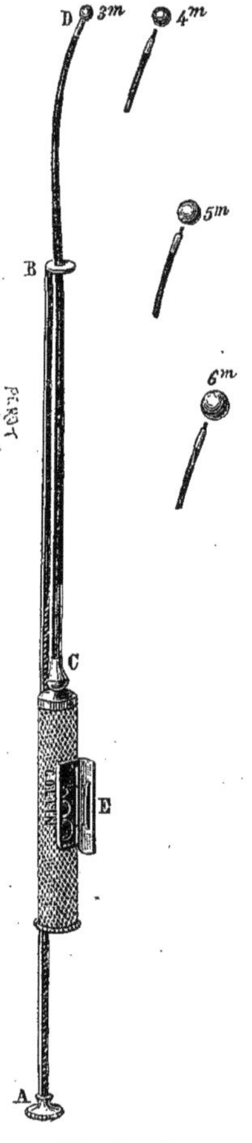

Il se compose d'une tige *en baleine* CD cylindrique et flexible, d'une épaisseur moyenne de deux millimètres, montée sur un manche en métal creux et terminée à son extrémité supérieure par un pas de vis très délié sur lequel se vissent, à volonté, des boules métalliques de 2, 3, 4, 5 et 6 millimètres de diamètre. Le manche forme boîte à tabatière E (*la figure la montre entr'ouverte*) et contient les quatre boules de rechange. Il est traversé par une règle plate AB mobile, graduée en millimètres, dans une étendue de quinze centimètres.

Cette règle, terminée à sa partie inférieure par le bouton A, porte un curseur annulaire B, qui l'oblige à se mouvoir parallèlement à la sonde.

Au premier abord mon hystéromètre ressemble, à quelques variantes près, à tous ceux que vous connaissez ; et de fait, à part quelques modifications d'ordre purement mécanique, j'ai puisé dans l'un et dans l'autre ce que j'y ai pu trouver de bon.

Je dois donc vous exposer ses avantages et chercher à montrer qu'il n'a aucun des inconvénients de ses devanciers.

Fig. 4. Hystéromètre en baleine, de Ménière.

Tout d'abord son faible diamètre permet de l'introduire à travers les méats ou les orifices internes les plus étroits, et vous serez peut-être étonné d'apprendre que j'ai pu le porter dans des utérus de vierges de 12 à 14 ans par l'intermédiaire d'un endoscope fenêtré spécial, et qu'il m'a été possible d'affirmer ainsi des diagnostics qu'aucune autre sonde ni aucun autre mode d'exploration n'aurait permis de préciser. Par le même motif, il s'insinue avec la plus grande facilité entre les tumeurs, polypes, etc., et les parois utérines.

Grâce à la flexibilité de la tige, on n'a jamais besoin d'en modifier la courbure ; et les flexions antérieures, postérieures, latérales, les torsions même du col sur le corps, les tumeurs intra-utérines, n'apportent aucun obstacle à sa pénétration.

Il y a plus, c'est qu'en présence d'une grossesse non soupçonnée, le cas m'est arrivé deux fois dans des circonstances que je ne peux développer ici, le cathétérisme n'a aucun inconvénient. L'extrémité de la sonde glisse entre les membranes et la paroi utérine, et ne saurait perforer.

Il est bien évident que je ne conseille pas le cathétérisme pendant la grossesse ; ce que j'ai voulu démontrer, c'est qu'en cas d'erreur ou de doute, les risques à courir sont médiocres, sinon nuls.

C'est à la rigidité des anciennes sondes et au ramollissement accidentel des parois utérines que sont dues ces perforations qui ont été signalées à diverses reprises.

S'il est vrai qu'en présence d'une matrice très molle, le même accident puisse arriver avec ma sonde, il aura fallu tout au moins qu'elle soit poussée avec une très grande vigueur ; mais avant de passer outre, elle se sera arquée ou fléchie, et lorsqu'il en est ainsi, la portion intra-vaginale décrit simultanément une courbe qui, une fois connue, mettra en garde contre la possibilité d'un accident.

Les boules de différents diamètres qui se vissent à son extrémité permettent tout à la fois de mesurer le degré de coarctation normale ou pathologique de l'orifice interne et de se rendre un compte exact de la dimension des cavités cervicale, corporéale et du canal qui les met en communication.

La facile perception des fongosités, polypes, tumeurs intra-
utérines, est encore le fait de cette sphéricité combinée à la
flexibilité de la baleine. Mieux que toute autre forme, elle
fait en outre éviter les fausses routes. Les olives ou les tiges
cylindriques favorisent, en effet, l'insinuation de l'instrument
dans les anfractuosités axilaires de l'arbre de vie, et le toucher médiat ainsi pratiqué est le plus souvent obtus.

Enfin, la règle plate qui porte l'index-curseur, graduée
des deux côtés en millimètres, permet de noter avec une
précision mathématique toutes les mesures dont on a besoin
pour porter un diagnostic anatomique irréprochable.

Cette double graduation était d'autant plus nécessaire que
dans la rétroversion par exemple, au fur et à mesure que
l'instrument progresse, il tourne spontanément sur son axe,
de telle sorte que les courbures de la sonde et celle de
l'utérus arrivent à se confondre ; il en est de même dans la
la rétroversion.

Dans toutes les positions de l'instrument, une graduation
est donc lisible.

Quelle est la sonde utérine ou l'hystéromètre qui réunisse
tous ces avantages ? Je n'en connais aucun ; de plus, ceux
qui sont absolument rigides présentent des inconvénients et
doivent être exclusivement réservés à la thérapeutique ;
ceux qui sont mous progressent difficilement et sans donner
d'indication sur le genre de déviation ; ceux qui sont
malléables gardent la courbure qu'on leur a donnée avant
l'introduction, et, si elle est mauvaise, il faut retirer l'instrument pour la modifier. Le plus souvent on tâtonne et on
fatigue l'utérus.

Enfin, aucun ne donne la mesure exacte des trois portions
du canal utérin. J'insiste sur ce dernier point. Quand on
introduit l'hystéromètre de Huguier, on sent une résistance au
niveau de l'orifice interne, si on passe outre, on n'est plus
arrêté qu'au fond de l'utérus ; au retour on arrive jusqu'au
méat utérin sans avoir rien éprouvé. Avec le mien, au
contraire, au moment où revenant sur ses pas, la boule est
en rapport avec l'extrémité du *canal*, auquel on a donné le

nom impropre *d'orifice interne,* elle ne s'y engage qu'après avoir fourni une sensation de résistance légère.

Il sera donc possible de noter en allant la longueur de la cavité cervicale, la profondeur totale de l'utérus, et, au retour, à l'aide d'un petit calcul, la longueur de la cavité corporéale et celle de l'orifice interne.

Mais, me demandera-t-on, quel est l'avantage de ces trois mensurations? L'avantage énorme à mon avis, c'est qu'il est ainsi possible d'établir le diagnostic différentiel de l'élongation de l'isthme et de la métrite du corps. Plus souvent qu'on ne le suppose, on a cru à des développements exagérés du corps de l'utérus alors que sa profondeur était normale et que l'isthme seul était considérablement allongé.

Grâce enfin à l'adjonction de boules de différents diamètres, on n'a besoin que d'un hystéromètre alors qu'il faut avoir une série de quatre à cinq des instruments anciens pour être en règle avec tous les cas qui peuvent se présenter à l'observation.

Tels sont, en résumé, les nombreux perfectionnements de cette modeste innovation, et si j'ajoute que dans n'importe quelles mains, dans n'importe quel cas, il ne saurait occasionner d'accidents, vous serez convaincus, comme je le suis par une expérience suivie depuis près de deux ans, de sa double supériorité séméiologique et pratique.

Si maintenant vous voulez bien me permettre, en terminant, de faire passer sous vos yeux le tableau suivant. Vous verrez que huit cas peuvent ainsi se présenter :

	1ʳ Cas	2ᵉ	3ᵉ	4ᵉ	5ᵉ	6ᵉ	7ᵉ	8ᵉ
Dimension de la cavité cervicale. . .	N	N	N	A	A	A	N	A
— du canal cervico-utérin. .	N	N	A	N	A	A	A	N
— de la cavité corporéale. .	N	A	A	N	N	A	N	A

N = Normale.

A = Anormale.

1° Les trois dimensions ont une longueur normale ;

2° Celles de la cavité cervicale et du canal sont normales, seule celle de la cavité corporéale ne l'est pas ;

3° Celle de la cavité cervicale est normale, les dimensions

du canal et de la cavité corporéale sont anormales et l'ano-
malie peut être double et précisée chaque fois, c'est-à-dire
qu'elles peuvent être séparément plus grandes ou plus petites;

4° La dimension de la cavité cervicale seule est anormale,
les deux autres restant normales ;

5° Les dimensions de la cavité cervicale et du canal sont
anormales, celle de la cavité corporéale est normale;

6° Les dimensions de la cavité cervicale et du canal sont
anormales, la cavité corporéale a la longueur ordinaire;

7° La longueur du canal cervical est anormale, celle des
deux cavités est régulière;

8° La longueur du canal cervical est au contraire régulière, tandis que celles des deux cavités sont anormales.

A chacun des sept derniers cas correspond un état pathologique distinct qu'il sera donné au praticien d'interpréter
d'une façon aussi précise que possible en s'aidant des symp-
tômes locaux, de la nature de l'écoulement, du toucher, de
la palpation, etc.., Il ne faut pas, en effet, que l'hystéromètre se substitue aux autres moyens de diagnostic, mais on
ne doit le rejeter que quand il est formellement contre-
indiqué ou matériellement impraticable.

Je termine en recommandant de ne jamais pratiquer le
cathétérisme aussi bien avec mon hystéromètre qu'avec tout
autre instrument, avant de l'avoir plongé dans un flacon
cylindrique, haut de dix centimètres environ et rempli de
vaseline phéniquée ou thymique au 1/20.

TABLE DES MATIÈRES

1re Communication.

2e Communication.

4064 — Paris. Imprimerie A. MICHELS, passage du Caire, 8 et 10.

9 782019 295707